Das Geheimnis ewiger Potenz

Thorsten Iosis

Eine Expedition zum Gold der Anden

Süddeutschland, 1. Auflage 2015

Das Werk ist urheberrechtlich geschützt. Die dadurch begründeten Rechte, insbesondere das des Nachdrucks, der Entnahme von Abbildungen, der Funksendung, der Übersetzung, der Wiedergabe auf fotomechanischem oder ähnlichen Weg und der Speicherung in EDV-Anlagen, bleiben, auch bei nur auszugsweiser Verwendung, vorbehalten.

Geschützte Warenzeichen / -namen werden in diesem Buch nicht besonders kenntlich gemacht. Aus dem Fehlen eines solchen Hinweises kann aber nicht geschlossen werden, dass es sich um einen freien Warennamen handelt.

Die Buchinhalte sind sorgfältig erwogen und geprüft, dennoch kann keine Garantie übernommen werden. Eine Haftung des Autors wird daher nicht übernommen.

©2015 Thorsten Iosis
Coverfoto: Fotolia.com - Erweiterte Lizenz
Herstellung und Verlag:
BoD-Books on Demand, Norderstedt
ISBN: 978-3-7386-0885-4

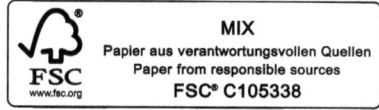

Inhalt

Vorwort 7
1. Das brennendste Problem 14
2. Die Zielgruppe 20
3. Medizinische Ursachen 24
4. Therapieansätze 27
5. Das Gold der Anden (Maca) 30
6. Eigene Erfahrungen 37
7. Die Innovation 41
8. Grundsätze des Kochbuchs 44

9. Frühstück 45
    Rührei mit Salami 46
    Real American Pancakes 48
    Knuspermüsli 50
    Schokobrötchen 52
    Nuss-Nougat-Creme 54
    Cashew-Walnuss-Brot 56
    French-Toast 58
    Echte Schokoladenbrotcrème 60

10. Vorspeisen 63

Ingwer - Karotten - Honig Suppe 64

Linsenfrikadellen 66

Gebackene Zucchinischeiben 68

Panierter Feta 70

Haferflockenbratlinge 72

Maronensuppe 74

Herzhafte Tiroler Kartoffelsuppe 76

Tomaten-Relish mit Oliven 78

11. Hauptspeisen 81

Samtgulasch vom Rind 82

Italienische Pizza-Suppe 84

Schweizer Ramequin mit Schinken 86

Spaghetti Bolognese 88

Pfannenkuchen mit Spinat und Pute 90

Barbecue-Pizza 92

Chili con carne 94

American Currywurst 96

12. Nachspeisen ... 99

    Soufflé ... 100

    Tiramisu ... 102

    Cappuccino Crème-Dessert ... 104

    Rotweinkuchen ... 106

    American Cookies ... 108

    Butterkeks-Schoko-Pudding ... 110

    Vanilleeis mit Bananen-Schoko-Krümeln ... 112

    Apfelküchlein an Calvados-Zimt-Soße ... 114

13. Zwischenmahlzeiten und Snacks ... 117

    Thunfisch-Dip Serenade ... 118

    Obatzda ... 120

    Käsetaler ... 122

    Speck Muffin ... 124

    Schinken-Käse-Hörnchen ... 126

    Pizza-Schnecken ... 128

    Ölsaaten-Knäckebrot ... 130

    Tomaten-Pinien-Pesto ... 132

14. Die Zukunft ... 135

Quellenverzeichnis zu Studieninstituten ... 139

Vorwort

Wie schreibt man eine Einleitung für so ein Werk?

Kurz gesagt ich hatte ein Problem und möchte Anderen helfen die das gleiche Problem haben, weil niemand leiden soll.

Es ist mir heute noch unangenehm.

Ich war damals gerade mal 39 Jahre alt. Also im Saft des Lebens. Beruflich war ich als Führungskraft eines Unternehmens gut dabei eingespannt.

Etliche Tage sind bis heute erst nach 14 Stunden zu Ende und man geht oft an die physischen und psychischen Leistungsgrenzen oder darüber hinaus. Das machte mir bis dahin absolut nie was aus.

Bis ich an einem Abend nach all dem Stress des Tages der schönsten Sache der Welt nachgehen wollte. Ich wollte Sex.

Meine Partnerin räkelte sich schon voller Erwartung auf dem Bett und da passierte es.

Ich konnte nicht bis zum Schluss, weil mein bestes Stück, mein Offizier, ließ mich im Stich.

Also nicht ganz, sondern er war einfach nicht so standhaft wie gewohnt und es reichte nicht wirklich bis zum Schluss.

Es war so demütigend für mich und ich dachte jetzt ist absolut alles aus und vorbei. Ich schämte mich total und meine Partnerin versuchte es herunterzuspielen:

"Das ist nicht so schlimm, ich liebe Dich doch. Das passiert jedem einmal".

Ich bin aber nicht jeder dachte ich und hatte ein schreckliches Gefühl, das in mir aufstieg.

Gefühlt war es das Ende meiner Männlichkeit und ein Verlust meiner selbst, weil ich mich so unendlich schämte versagt zu haben.

Was sollte ich nur tun?

Zum Arzt gehen? - Niemals, ich bin ja nicht krank dachte ich.

Mir einschlägig bekannte Medikamente besorgen? (Schwarz natürlich)

Nein, ich bin immer noch nicht krank und überhaupt, die Nebenwirkungen... ein viel zu großes Risiko.

Mich Freunden anvertrauen? Nein auf keinen Fall, das ist zu intim und wer weiß was die dann über mich denken... Wahrscheinlich wird es auch noch weiter erzählt.

Lange Zeit war ich dann einfach nur mit mir selbst beschäftigt und verzweifelt. Ich habe mich zurückgezogen, war launisch, was für meine Beziehung natürlich super förderlich war.

Meine Partnerin wollte mir helfen, für mich da sein, aber für mich konnte Sie mein Problem eh nicht nachvollziehen.

Aber sie hat an uns fest gehalten, wofür ich ihr ewig dankbar sein werde, weil ich jetzt verstanden habe, dass sie mich bedingungslos liebt.

Und so fasste ich Mut und begann nach einer Lösung für mein damals größtes Problem zu suchen.

Ich fing an zu recherchieren. Im Internet natürlich. Schließlich wollte ich anonym bleiben.

Zunächst recherchierte ich zu den Ursachen für mein Problem.

Medizinisch gibt es hier abend- und tagefüllendes Material. Verschiedenste wissenschaftlich bestätigte Studien und Erkenntnisse zu sexuellen Störungen bei Mann und Frau.

Erektile Dysfunktion heißt hier der korrekte medizinische Fachbegriff.

Nachdem ich die vielfältigen Ursachen kannte, suchte ich einen Weg um das Problem in den Griff zu bekommen.

Pflanzlich sollte es sein, denn meiner Meinung nach hat die Natur für alles ein Kraut wachsen lassen. Und es sollte sich einfach in mein Leben intergieren lassen.

Ich bin nämlich ein Gewohnheitstier und ändere ungern meinen Lebensstil.

Ich probierte so manche Pflanzen aus dem Urwald. Ob in Tabletten, Kapseln oder als Pulver.

Manches war okay und anderes einfach nur Schrott. Kostete auch eine Menge Geld, aber das war in diesem Fall wirklich zweitrangig.

Schließlich fand ich eine alte peruanische Heilpflanze die nachhaltige ihre Wirkung zeigte. Es war das Gold der Anden, auch Maca (Lepidium meyenii) genannt und zum Glück nicht so teuer wie Gold.

Hierzu gibt es eine Menge Literatur zu finden und auch ausgiebige wissenschaftlich bestätigte Studien, die den Effekt auf die Libido gezielt nachweisen. Und ganz wichtig für mich ist, dass absolut keine Nebenwirkungen bekannt sind.

Gleichzeitig fühle ich mich nach der Einnahme körperlich und geistig deutlich gestärkt. Es gab nur ein Problem. In Tabletten und Kapseln ist es umständlich zu nehmen und in Pulverform staubt es, klumpt es und schmeckt sehr gewöhnungsbedürftig.

Doch meinen Traum von der Rückkehr meiner Männlichkeit aufzugeben kam nicht in Frage!

Schließlich kam ich, zugegeben eigentlich meine bessere Hälfte, auf die Idee es zum Kochen zu verwenden und in die tägliche Küche zu integrieren.

Allerdings brachte der sehr gewöhnungsbedürftige Eigengeschmack von Maca viele meiner Gerichte zum Kippen.

Aufgeben kam aber wieder nicht in Frage!

Also war kochen und probieren angesagt. Und letztendlich entstand nach vielen Fehlschlägen eine Rezeptsammlung, die leicht zu kochen, absolut lecker und voll in den Alltag integrierbar ist.

Die Wirkung ist zudem garantiert einmalig, sodass ich mich frage ob ich jemals so ausdauernd war, wie ich es jetzt bin.

So einen Erfolg muss ich doch mit den vielen Männern mit Offiziersproblemen teilen, oder?

Spannend ist, dass sich auch bei meiner Partnerin was geändert hatte. Wir mussten sonst für unser Intimleben oft Gleitgel einsetzen, weil es für Sie sonst nicht immer wirklich schön war und ich nicht nach zwei Minuten den Job für erledigt ansah.

Das Gel liegt jetzt übrigens in der Mülltonne!

Und mittlerweile, nachdem ich wieder ein ganzer Kerl bin, möchte ich neben den kulinarischen Köstlichkeiten, sowohl den Hintergrund für die medizinischen Ursachen, als auch für das Gold der Anden weitergeben.

Ach ja, wichtig ist noch darauf hinzuweisen, dass ich kein Mediziner bin und auch kein Koch oder Konditor.

Auch erhebt dieses Werk sicherlich nicht den Anspruch der Wissenschaft. Und natürlich kann dieses kleine Werk nicht auf alle Faktoren und Aspekte eingehen.

Nunmehr wünsche ich Ihnen viel Spaß beim Lesen, Kochen und bei der schönsten Sache der Welt.

Viel Erfolg und guten Appetit!

1. Das brennendste Problem

Seit Anbeginn des Menschen steht für den Mann sein Offizier (bestes Stück) wie kein anderer Körperteil im Fokus. Er symbolisiert das Zentrum des männlichen Selbstbewusstseins und seine Identität als Mann.

Ein Mann muss absolut potent sein und immer können, d.h. er kann immer, weil er ein Mann ist. Dies ist für ihn und die Welt ein Faktum und kein Wunsch.

Dieses Faktum erzeugt Druck in uns Männern.

Die ganze Welt und alle Medien berichten zudem ständig über das Thema Nr.1. Wir können nicht entkommen und eigentlich wollen wir dies auch nicht!

Wer früher als Mann ein erfülltes Sexualleben hatte und glücklich und selbstbestätigt war, für den gibt es nichts Schlimmeres, als im Bett zu versagen und doch passiert es. Es ist der pure Alptraum für das starke Geschlecht.

Der medizinische Fachbegriff bei Männern lautet Erektiler Dysfunktion. Doch es ist egal wie es benannt wird, weil es uns den Verstand raubt.

Bei Frauen ist das nicht viel anders. Auch Sie wollen und brauchen ausdauernden Sex für ein erfülltes Leben. Doch sie sind anders und reden nicht so offen darüber wie Männer. Irgendwie sind Frauen da einen Tick schlauer als Männer. Aber so ist eben unsere männliche Art.

Es ist sehr unangenehm für Frauen mit ihrem Partner intim zu werden wenn sie Schmerzen, keine Lust oder einfach mental nicht bereit dazu sind. Weil auch sie haben Gefühle und Scham.

Denn auch für Frauen ist es schlimm wenn es nicht klappt oder nicht mehr so klappt wie in jungen Jahren. Trockenheit und Schmerzen treten mit dem Alter ein. Vor allem während der Menopause. Aber auch andere Ursachen, wie Stress oder hormonelle Störungen führen oftmals schon in jüngeren Jahren zu einem Verlust der Libido. Auch Nebenwirkungen der Pille können für Probleme verantwortlich sein, weil sie in den Hormonhaushalt des Körpers eingreifen.

Der medizinische Fachbegriff für Sexualstörungen bei Frauen lautet Dyspareunie. Auch hier ist der Begriff Schall und Rauch, weil auch dieses Problem einfach nur den Verlust an Lebensglück bedeutet.

Zahlreiche wissenschaftlich bestätigte Studien wurden zu diesem Thema für betroffenen Männer und Frauen angestrengt und die Ergebnisse sind einfach nur ernüchternd, weil ein solches Ausmaß an Betroffenen kaum zu glauben ist.

Die Anzahl der Betroffenen steigt bedingt durch Ihr Alter und die unaufhaltsame gesellschaftliche Entwicklung des Lebensalltags immer mehr an. In mehr als 83% aller Partnerschaften kommt es bei Männern dabei zu sexuellen Störungen. In mehr als 43% aller Partnerschaften kommt es bei Frauen zu sexuellen Störungen.

Dabei ist die Sexualität ein wesentlicher Faktor im Leben und in der Partnerschaft, weil es ein Stück unseres Seins ist.

Probleme im Sexualleben können dabei sogar Depressionen verursachen. Bei mehr als 30% entwickelt sich eine Depression so gravierend, dass dies zur Arbeitsunfähigkeit oder langen Krankheitsphase entwickelt.

Hauptproblem ist, dass nur wenige offen über Ihre Probleme sprechen können und sich auch keinem Arzt anvertrauen wollen, weil es immer noch ein Tabuthema ist.

Es bleibt selbst in der eigenen Partnerschaft oft ein solches Tabuthema. Es fühlt sich einfach unnormal an, weil einem das Gefühl des Versagens große Schmerzen verursacht.

Als ob mit einem was nicht stimmt. Denn die ganze Welt scheint damit kein Problem zu haben.

Selbst die einschlägig bekannten Medikamente werden nur selten über den Arzt bezogen, sondern möglichst anonym auf dem schwarzen Markt.

Dabei haben diese Medikamente erhebliche Nebenwirkungen und bei Schwarzmarktprodukten sind oft nicht die geeigneten oder gefährliche Wirkstoffe enthalten.

Man fühlt sich allein und verzweifelt. Es besteht Angst vor körperlichen Berührungen und Zärtlichkeiten, wie Streicheln und Küssen, weil daraus schnell der Wunsch des Partners zum Geschlechtsverkehr abgeleitet wird. Und dann kommt wieder die Angst des Versagens. So zieht sich der Betroffenen immer mehr zurück. So manche Partnerschaft zerbricht leider daran, weil eine Lösung fehlt.

Das Problem beginnt meist ab dem 40. Lebensjahr und steigert sich mit zunehmendem Alter. Darüber hinaus fügt auch der Stress in unserer heutigen Gesellschaft zu einem Eintreten von sexuellen Störungen vor diesem Lebensalter, weil der Körper eine Einheit mit dem Geist bildet. Steigende Tendenzen sind leider aus den wissenschaftlichen Untersuchungen zu erkennen.

Ebenfalls negative Auswirkungen auf das Sexualleben können Medikamente, exzessiver Konsum von Genussmitteln und andere organische Konstellationen haben.

So kann es also heute jeden treffen und leider trifft es statistisch betrachtet fast jeden einmal im Leben, weil wir uns alle der Gesellschaft und dem Leben stellen müssen.

In einer solchen Situation irrt der Betroffene oft monate- oder sogar jahrelang umher und sucht nach dem Rückgewinn eines erfüllten Lebens und dem Wiedererlangen eines hohen Selbstwertgefühls.

Schließlich geben die meisten am Ende auf. Das Motto zur Selbstberuhigung lautet dann:

„Der Sex ist wirklich nicht alles im Leben" oder „Dann muss es eben so gehen, wenn es so ist".

Noch schlimmer ist es, wenn sie depressiv werden und die Beziehung zerbricht.

Doch wie kann eine Lösung aussehen, die das Thema nicht der Öffentlichkeit preis gibt, Hilfe bietet, garantiert wirkt und sich dazu noch einfach in den Alltag einbinden lässt?

Ziel ist es dabei das Intimleben wieder herzustellen und bis ins hohe Alter zu erhalten. Dabei sollten beide Geschlechter berücksichtigt werden und gemeinsam nach dem Ziel sexueller Erfüllung streben.

Zudem sollte die Lösung für Andere unerkannt in den Alltag integriert werden können und wenn möglich nicht zu kompliziert sein. Wenn es dann noch Spaß machen würde, wäre es perfekt!

2. Die Zielgruppe

Dieses Werk ist für diejenigen geschrieben, die mit Ihrem Sexualleben nicht mehr richtig zufrieden sind und niemand zum reden haben oder nur ungern über Ihre sexuellen Probleme reden, weil es doch ein sehr persönliches Thema ist.

Es ist für all diejenigen, die keine Chemie zu sich nehmen wollen und das hier vorgestellte Konzept eines Kochratgebers unbemerkt für Andere in Ihren Alltag integrieren möchten.

Dieses Konzept bedenkt alle, die nicht morgens schon an den Arzneischrank denken wollen und an alle diejenigen, die Sex nicht mit Hilfsmitteln planen wollen und die Spontanität lieben, weil sei einfach Leben wollen.

Dieses Buch richtet sich konkret an alle die Spaß am Kochen haben, Gaumenfreuden lieben und die wieder unkomplizierten Spaß an ihrem Intimleben haben wollen oder an die, die noch mehr Spaß an ihrem Intimleben haben wollen.

Zusätzlich ist es für alle diejenigen geeignet, die sich mehr Energie für Ihren Alltag, den Sport, die Arbeit und Ihr Leben wünschen. So können die Rezepte aus diesem Buch allgemeine Ermüdungserscheinungen, Antriebslosigkeit und chronische Müdigkeit vermindern, weil Maca dem Körper lebenswichtige Bestandteile liefert. So kann der Blutzucker zu mehr Energie verwandelt und die Ablagerung von Körperfett verhindert werden. Der Bluthochdruck kann bei Ansprechen des Organismus sogar gesenkt werden. Das Ansteigen des Serumniveaus beim menschlichen Wachstumshormon (HGH) kann dann auch zu mehr Vitalität verhelfen.

Auch diejenigen die unter starkem Stress stehen und sich nach der Stärke und Ausgeglichenheit der jungen Jahre sehnen sind bedacht. Auch in Vorbereitung auf eine anstehende Phase voller Stress kann Maca positiv wirken, weil es alles enthält, was der Köper braucht.

Die Rezepte aus diesem Buch können Angst- und Beklommenheitsgefühle, depressiven Stress, bereits wenigen Wochen nach Beginn der Einnahme der beschriebenen Speisen reduzieren.

Ehepaare mit verwehrtem Kinderwunsch sind ebenfalls eingeladen sich der Kochkunst dieses Buches zu widmen, weil sowohl die Fruchtbarkeit, sowie die Libido durch Maca gesteigert werden können. Ein gesteigertes Volumen des männlichen Samen in der Anzahl und Mobilität der Spermatozyten um bis zu 200 % ist gemäß wissenschaftlichen Studien möglich.

Bei Frauen können nach Berichten aus einschlägigen wissenschaftlichen Studien auch Beschwerden der Wechseljahre, wie Hitzewallungen oder Stimmungsschwankungen reduziert und das Leben wieder erträglich werden, weil der Stoffwechselhaushalt optimiert wird.

Zyklusunregelmäßigkeiten können ausgeglichen werden und die Trockenheit der Geschlechtsorgane mit einhergehenden Schmerzen beim Intimverkehr können ebenfalls reduziert werden. Sex wird dann wieder schön und der Zyklus erträglicher, weil der Organismus besser mit Nährstoffen versorgt wird.

Insgesamt kann somit das Kochen mit dem Gold der Anden den Nährstoffhaushalt des menschlichen Körpers deutlich verbessern und neben dem Zuwachs an Energie auch die sexuelle Aktivitäten bei Mann und Frau steigern.

Auch die jüngeren unter uns können Ihre Standhaftigkeit und Ihre Lust am Sex spürbar verbessern. Wer wünscht sich denn nicht so richtig lange Lieben zu können. Und es ist es nicht schön die Partnerin länger lieben zu können, weil man es auch so lange kann.

So kann bei gezielter Zubereitung von Speisen das Gold der Anden ein deutliches Plus an Lebensfreude all denjenigen spenden, die gesund und ausgeglichen Leben wollen. Und das mit der schönsten Sache der Welt.

3. Medizinische Ursachen

Die medizinischen Ursachen für eine Erektile Dysfunktion lassen sich aus medizinischer Sicht im Wesentlichen in drei Kategorien einteilen.

- Organische Ursachen
- Psychogene Effekte
- Alter

Organische Ursachen können z.B. Durchblutungsstörungen (Arteriosklerose) oder Veränderungen an den Nervenbahnen (Diabetes) sein.

Psychogene Ursachen treten z.B. in Form von Stress, wie erhöhter Arbeitsbelastung oder in der Partnerschaft mit Kindern auf.

Eine aufkommende Beckenbodenschwäche kann mit fortschreitendem Alter zu sexuellen Funktionsstörungen führen. Eine Veränderung des Hormonhaushalts ist dabei im Alter nicht zu verhindern, weil der Köper sich mit dem Alter verändert.

Dabei gehört Stress und eine ungesunde Lebensführung zu den wichtigsten psychogenen Ursachen für Probleme im Bett. Hierbei ist es unerheblich ob diese beruflicher oder privater Natur sind, weil sie gleich auf unseren Körper wirken. Was organisch beginnt, kann zu psychischen Problemen werden und umgekehrt. Die Wirkungen auf das Sexualleben sind immanent, da Körper und Geist eng zusammen wirken.

Das für die Sexualität so wichtige Hormon Testosteron wird durch Stress in der Produktion gehemmt. Dies führt zu einem Rückgang der Libido und kann bei dauerhaft anhaltender Situation auch zu negativen Umbauprozessen in den Geschlechtsorganen führen. Als Beispiel hierfür ist unter anderem der Abbau von glatten Muskelzellen im Schwellkörper zu nennen. Glatte Muskelzellen sind aber der Garant für eine gute und feste Erektion. Gleichzeitig kann es zum Aufbau von Kollagenen im Schwellkörper kommen, was eine feste Erektion verhindern kann.

Die meisten Ursachen treten dabei in Kombination auf, z.B. Durchblutungsstörungen in Kombination mit Stress bei gleichzeitiger Veränderung des Hormonspiegels mit zunehmendem Alter.

Rauchen, Alkohol, Stress, wenig Sport, sowie fettes Essen tun ihres dazu. Bluthochdruck, schlechte Durchblutung, zu hohes Gewicht, fehlende Fitness wirken sich dabei auf den ganzen Körper und die Psyche aus, weil sie den Stoffwechsel stören.

Eine gesunde Lebensweise bewirkt hier oftmals viel und dies nicht nur im Punkto Sexualleben.

Dennoch sollte bei einer ernsthaften Erkrankung die zu Funktionsstörungen führt stets ärztlicher Rat hinzugezogen werden um professionelle Hilfe zu erlangen und nichts unerkannt und vor allem unbehandelt zu belassen.

Dabei muss man aber über seinen Schatten springen!

Umweltgifte und künstliche Nahrungsmittelzusätze stehen auch unter erhöhter Beobachtung. Die Vermutung im Hinblick auf Störungen der Sexualfunktionen und der Fertilität sind grundsätzlich allgemein gegeben.

Insgesamt stimmt es bedenklich, dass die sexuellen Aktivitäten über alle Altersgruppen nachlassen. Es scheint wohl an den vielen verschiedenen Einflussgrößen unseres gesellschaftlichen Lebens und unserer Ernährung zu liegen.

4. Therapieansätze

Grundsätzlich greifen Ärzte bei sexuellen Funktionsstörungen zunächst zum Rezeptblock, weil es einfacher ist. Kein Wunder in den modernen Zeiten von Viagra, Cialis und Co.. Einfach eine Pille und die Potenz ist wieder hergestellt. Leider passiert dies mittlerweile ohne die Ursachen der Erektilen Dysfunktion zu kennen oder zu analysieren. Einfach einen der bekannten PDE-5 Hemmer einnehmen und schon ist vermeintlich alles in Ordnung.

Leider ist da nicht so einfach und auch nicht ohne Risiko, wenn die Ursachen nicht bekannt sind und behoben werden. Zugegeben es ist schon toll, was dort in den Labors der Forschung durch Zufall entdeckt wurde. Dennoch sind diese Medikamente, wie fast alle Medikamente, mit Risiken und Nebenwirkungen verbunden, weil sie in unseren Körper und die komplexen Systeme eingreifen.

Von einfachen Kopfschmerzen, Ausschlag, Herzrhythmusstörungen bis hin zum Schlaganfall ist alles möglich. Und das sind noch längst nicht alle möglichen Begleiterscheinungen.

Und leider bekämpfen diese Medikamente nur die Symptome und nicht die Ursachen.

Zudem gibt es für mich nichts Leidenschaftsloseres als geplanten Sex. Frei nach dem Motto um 19:00 Uhr nehme ich die Tablette und um 20:00 Uhr geht es dann los. Klingt nicht gerade romantisch und schon gar nicht erotisch.

Oftmals wird eine Gesprächstherapie von ärztlicher Seite empfohlen. Doch bei einem solchen heiklen Thema sehe ich große Hemmungen für den Erfolg. Wer will schon sein intimes (Un-)Glück teilen oder zerreden. Und gute Ratschläge von Nichtbetroffenen braucht wirklich keiner, weil keiner so wie man selbst fühlt.

Wirklich gut kann m. E. eine Therapie erst werden, wenn die Ursachen bekannt sind und das Problem an der Wurzel gepackt wird.

Also sollten die aus dem 3. Kapital benannten Ursachen analysiert und wenn möglich auch methodisch angepackt werden.

Bewegung, Ernährung, Genussmittel lassen sich optimieren. Für organische Defizite gibt es Ärzte. So lässt sich z.B. auch der Blutdruck gut einstellen.

Frische Luft, Entspannung mit Musik oder gute Dialoge mit dem Partner helfen zusätzlich den Geist und die Psyche zu erleichtern.

Und bei Bedarf gibt es auch allerlei Spielzeug, das verwendet werden kann um Nachhilfe zu geben. Was so ein Vakuum oder ein Gummiring alles vermögen, ist nicht immer von schlechten Eltern.

Ich allerdings empfehle nur noch Maca, das Gold der Anden, weil es wissenschaftlich bestätigt ist und bei richtiger Einnahme garantiert hilft. Denn aus meiner Sicht und aus meiner Erfahrung bildet die Ernährung mit Mikronährstoffen den wichtigsten Bestandteil für ein ausgeglichenes Intimleben beim Mann.

Kein Gerede, keine Umstellung meines Lebens, keine Medikamente und vor allem keine Probleme mehr.

Warum? - Weil wir einfach gut leben wollen.

5. Das Gold der Anden (Maca)

Das Vizekönigreich Lima, gegründet im Jahr 1543 von den spanischen Besetzern, besaß eine Frucht die für die Konquistadoren so wertvoll war wie Gold. Maca (Lepidium meyenii), das Gold der Anden genannt. Auch heute wächst diese Frucht noch dort im heutigen Peru.

In einer Höhe von mehr als 4.000 Meter wächst die Maca-Knolle, die zu den Kreuzblütlern gehört, auf kargen Böden im rauen Klima des Anden-Gebirges.

Für die Indios ist Maca seit jeher ein uraltes Nahrungs- und Heilmittel, dessen Kultivierung schon um ca. 1.600 vor Christus in der Hochebene von Menschenhand vollzogen wurde.

Für die spanischen Besatzer war es die Rettung, weil Sie sich in den Höhenlagen der Anden körperlich unwohl fühlten und die Pferde an Kraft verloren hatten. Zudem wollten sich die Tiere auch nicht mehr fortpflanzen.

Die Einheimischen hingegen waren kräftig und wohlgenährt und sie empfahlen den Besatzern die Maca-Knolle.

Die Besatzer nahmen die Frucht und verfütterten sie aus Misstrauen zunächst nur an ihre Tiere. Nach dem sichtbaren Erfolg, griffen auch sie selbst zu. So kam es, dass die Spanier dann auch die Steuern in Ihrem neuen Land nicht in Gold, sondern in Maca erhoben.

Für die Indios war und ist Maca ein wichtiges Lebensmittel, weil es neben der allgemeinen Kräftigung des Körpers auch als Aphrodisiakum dient. Noch heute bildet Maca einen wichtigen Bestandteil der Ernährung der Indios in Peru.

Maca wird dabei entweder frisch oder getrocknet verwendet. Die Zubereitung ist vergleichbar mit der von Kartoffelgerichten.

Durch die lange Lagerfähigkeit von getrocknetem Maca von bis zu sieben Jahren bildete Maca einen Grundstock in der Versorgung und bot sich früher exzellent als Tauschobjekt für Nahrungsmittel aus dem Tiefland an.

Maca wurde den Kriegern vor den Eroberungsfeldzügen verabreicht um ihnen Ausdauer und Widerstandskraft zu verleihen. War die Schlacht gewonnen, so durften die Männer kein Maca mehr zu sich nehmen, weil die Angst zu groß war, dass es zu Übergriffen durch ihre Manneskraft kommen könnte.

Die Pflanze selbst und ihre Bedeutung waren nahezu unbekannt bis Forschungen in der 60-er Jahren des 20. Jahrhunderts durch wissenschaftliche Studien das ansteigende der Fruchtbarkeitsraten durch den Verzehr der Frucht bei Menschen bestätigen konnten. Einen richtigen Hype hat die Pflanze dann im Internet mit der Globalisierung der Märkte erlebt.

Mittlerweile ist die Nachfrage so stark, dass die Bauern im Hochland der Anden wieder über 2.500 Hektar mit Maca kultivieren.

Dabei geht der Hauptteil der Ernte (ca. 60 %) in die USA und nach Japan.

Maca ist dabei nicht als Medikament, sondern ein Nahrungsergänzungsmittel eingestuft. Es sind keine Nebenwirkungen bekannt und die Welternährungsorganisation der UNO, die FAO, stuft die Frucht als wertvolles Grundnahrungsmittel wie Mais, Reis und Getreide ein.

Die Knolle der Maca-Pflanze besteht zum Hauptteil aus Kohlehydraten, Eiweiß, Fasern und Lipiden. Die Kohlehydrate setzten sich dabei zu großen Teilen aus den Aminosäuren Arginin und Lysin zusammen. Diese Aminosäuren helfen bei Männern und Frauen die Fruchtbarkeit und die Libido zu regulieren.

Zusätzlich sind in Maca auch Aminosäuren vom Typ Glutamin, Leucin, Glyzin, Alanin, Serin, Teronin, Tyrosin, Methionin, Valin, HO-Prolin, Histidin, Prolin, Isoleucin und Sarcosin enthalten.

Darüber hinaus ist der hohe Mineralanteil aus Kalzium, Kalium, Eisen, und Magnesium erwähnenswert. Daneben sind Spuren von natürlichem Jod, Zink, Mangan, Natrium, Phosphor, Sulfur und Kupfer enthalten. Durch die in der Frucht natürlich vorkommenden Vitamine Niacin (Vitamin B3), Ascorbinsäure (Vitamin C), Riboflavin (Vitamin B2) und Thiamin (Vitamin B1) werden mit dem Verzehr von Maca weitere für den Körper absolut lebenswichtige Komponenten zugeführt.

Bemerkenswert ist der geringe Fettanteil der Pflanze von unter einem Prozent.

Insgesamt ist Maca damit ein wissenschaftlich bestätigter, außergewöhnlicher Energielieferant und das garantiert ganz ohne bekannte Nebenwirkungen.

Zusätzlich wurden im Jahr 1998 bei einer Untersuchung zwei hormonähnliche Substanzen entdeckt.

Es handelt sich dabei um die Wirkstoffe mit den Bezeichnungen Macamide und Macaene, welche für die Stärkung der sexuellen Energie verantwortlich sind.

Nach Experimenten an Tieren wurden in den USA und in Peru auch Studien an Menschen durchgeführt. Es wurde dabei belegt, dass Personen, egal ob männlich oder weiblich, durch die regelmäßige Einnahme von Maca eine deutliche Steigerung ihrer sexuellen Lust verspüren. Bei Männern mit Erektionsstörungen wird berichtet, dass eine erfreuliche Normalisierung der Vitalfunktionen eingetreten ist.

In einer gemäß der Richtlinie der WHO im Jahr 2001 veröffentlichen Studie zur Wirkung von Maca auf die Fortpflanzungsfähigkeit von Männern zwischen 24 und 44 Jahren konnte in Peru, nach einer dreimonatigen Einnahme von Maca, eine signifikante Steigerung des Volumens, der Anzahl und der Beweglichkeit des männlichen Samens nachgewiesen werden.

In einer im Jahr 1999 in den USA vorgestellte Studie über die Antistresswirkung von Maca wurde festgehalten, dass bereits nach vier Wochen das Stressverhalten der mit Maca behandelten Gruppe einer deutlichen Verbesserung unterlag.

Studien aus Peru belegen zudem, dass durch die Verabreichung von Maca ein Anstieg der körperlichen Leistungsfähigkeit von statistischer Bedeutung festgestellt werden konnten. Aus diesem Grund wird Maca oftmals auch im Kraft- und Leistungssport als natürliches Dopingmittel eingesetzt, weil es natürlich ist und daher keiner Dopingverordnung unterliegt.

In einer weiteren wissenschaftlichen Untersuchung aus Peru, berichteten die Probandinnen im Alter zwischen 50 und 69 Jahren, dass durch die einmonatige Einnahme von Maca bereits eine Erleichterung der Symptome der Prä- und Postmenopause spürbar war.

Maca kommt in drei natürlichen Farben, nämlich Gelb, Rot und Schwarz, vor. Die Inhaltsstoffe unterscheiden sich dabei nur unwesentlich.

Maca kann in Deutschland problemlos in Form von Tabletten, Kapseln oder Pulver über das Internet oder in Apotheken und Reformhäusern bezogen werden. Allein bei der Suchmaschine von Google bringt der Begriff „Maca" ca. 32,5 Mio. Einträge. Darunter tausende von Bezugsquellen.

Es gibt Maca aus biologischem oder konventionellem Anbau. Es wird in getrockneter Form aus der gemahlenen Frucht oder als sogenanntes Konzentrat angeboten.

Maca gibt es einzeln aus der Sorte in entsprechender Farbe oder als Mixturen aus allen drei Farbkategorien.

Als gängige Empfehlung wird eine tägliche Dosis von 3 bis 5 Gramm ausgesprochen. Grundsätzlich ist dabei anzumerken, dass in den wissenschaftlichen Studien keine signifikanten Verbesserungen bei erhöhter Dosis von eingenommenem Maca festgestellt werden konnten.

6. Eigene Erfahrungen

Maca begleitet mich bereits seit mehr als zwei Jahren und ich bin begeisterter denn je, weil es meine Probleme auf Anhieb gelöst hat.

Angefangen habe ich mit Kapseln, die ich über das Internet bezogen habe.

Die Kosten waren mit ca. 28 Euro für 500 Stück im erträglichen Rahmen. Die tägliche Einnahme wurde mit 6 Kapseln zu den jeweiligen Mahlzeiten, was ca. 5 Gramm Maca entspricht, gemäß ausgesprochener Empfehlung befolgt.

Es handelte sich dabei um konventionell angebautes Maca. Biologisch angebautes Maca ist ca. 50 % teurer, wirkt aber m. E. nach eigenen Versuchen nicht wirklich anders oder besser.

Und siehe da die gewünschte Wirkung trat bei mir bereits nach zwei Wochen ein.

Ich fühlte mich wie ein junger Gott. Ausdauer und Antrieb waren überwältigend.

Bei mir ist die Wirkung auf die Libido und die Ausdauer sogar besser als ich mich je erinnern kann.

Zudem machte mir der alltägliche Stress bei der Arbeit deutlich weniger aus.

Auch heute ist die Wirkung unvermindert spürbar und ich erfreue mich bester Gesundheit.

Okay zugegeben, manchmal übertreibe ich es etwas und meine Partnerin fragt mich, ob ich auch noch andere Dinge im Kopf habe. Aber Mann ist und bleibt halt Mann!

Ich nehme heute, wie zu Beginn, ca. 5 Gramm täglich zu mir um den gewünschten Effekt zu erhalten.

Was mich aber von Anfang an gestört hat war die Einnahme mit Kapseln. Erstens musste ich immer daran denken die Einnahme nicht zu vergessen und zum zweitens mag ich es nicht Tabletten oder Kapseln zu nehmen, da ich diese nur schwer geschluckt bekomme. Für unterwegs, im Hotel, Büro, etc. ist diese Form der Einnahme zwar eine gute Alternative, aber für zu Hause war es nicht meine erste Wahl.

Und außerdem hat Maca einen Eigengeschmack, der nicht von dieser Welt ist. Erdig, muffig, gammlig, ich weiß nicht wie ich es beschreiben soll. Einfach sehr unangenehm, ja übel.

Egal ob die Einnahme als Tablette, in Kapseln oder als Pulver erfolgte. Da drehte sich mir der Magen schon beim Gedanken an den widerlichen Geschmack um.

Ich überlegte mir also, wie kann ich Maca in mein Leben integrieren, ohne daran denken zu müssen es mitzuführen und vor allem ohne den üblen Geschmack ertragen zu müssen.

Die zündende Idee kam von meiner besseren Hälfte. Sie machte den Vorschlag Maca einfach in die tägliche Küche zu integrieren.

Damit waren Kapseln out und Pulver in!

Aber Pulver hatte noch einen deutlich unangenehmeren Geruch und Geschmack als es bei Kapseln oder Tabletten der Fall ist.

Doch wir nahmen an, dass wenn man es zum Kochen oder zum Backen nimmt, der Geschmack schon untergehen würde.

Das stellte sich aber als schwieriger heraus, als zunächst gedacht, weil wir nicht erwartete hatten, was wir dann erleben durften.

Viele ursprünglich leckere Rezepte ließen sich einfach nicht mit Maca zubereiten, weil sie klumpten, schlecht schmeckten oder sich nicht verbinden ließen und so fanden viele Speisen und Gerichte schlichtweg den Weg in die Mülltonne.

Es bedurfte einer grundlegenden Innovation beim Umgang mit Maca und langen Aufenthalten in der heimischen Küche.

Doch was lange währt, wird endlich gut.

7. Die Innovation

Der erste Gedanke war es einfach die Rezepte der Indios zu recherchieren und schon wäre alles erledigt.

Allerdings ist die Küche Perus sehr gewöhnungsbedürftig im Vergleich zur westlichen Küche. Darüber hinaus wird in Peru meistens mit der frischen Maca-Knolle gekocht. Da Maca frisch in Europa nicht oder nur schwer erhältlich ist, fällt die Verwendung von frischen Früchten aus, weil es zu umständlich wäre den Bezug für frisches Maca zu organisieren.

Die Innovation liegt in der Integration von getrocknetem Maca als täglichem Bestandteil der Küche und der zubereiteten Speisen nach westlichen Vorstellungen.

Maca wird dabei von mir so eingesetzt, dass es den ursprünglichen Geschmack der Speisen nicht verändert und die Gerichte dennoch einfach in der Zubereitung bleiben.

Zwei wesentliche Probleme, nämlich der Bildung von Klumpen und Veränderung der Konsistenz mussten durch die Bestimmung des richtigen Zugabezeitpunkts und der richtigen Mengendosierung je Rezept gelöst werden.

Zudem durfte der Eigengeschmack von Maca die Gerichte nicht zerstören.

Die Gerichte mussten für den Mann und die Frau leicht zum Nachkochen und die Zutaten ohne große Einkaufstouren verfügbar sein, weil wir das Leben ja leichter und nicht schwerer machen wollen.

Bei den Zutaten wurde bewusst auf die Verwendung von Markenprodukten oder den Verweis auf Einkaufsketten verzichtet.

Die Gerichte sollten lecker und einfach zu bewerkstelligen sein. Dabei sollten Gäste bewirtet werden können, ohne dass sie die Verwendung von Maca bemerkten.

Die Gerichte sollten so gewählt sein, dass sie für jede Tageszeit bereit stehen und keine Langeweile durch fehlende Auswahl auftritt.

Die Rezepte sind daher einfach gehalten und stets übersichtlich strukturiert. Auf der einen Seite des Buches finden sich immer die Zutaten und auf der anderen Seite die Zubereitungsanweisungen.

So kann das Buch (E-Book) neben dem Herd stehen und es bleibt die Übersichtlichkeit gegeben.

Zudem beinhaltet jedes Rezept die empfohlene tägliche Menge für eine Person. So bleibt es möglich Maca in den Lebensalltag zu integrieren und auch mit anderen Gerichten ohne Maca-Bestandteile zu kombinieren.

8. Grundsätze des Kochbuchs

Alle Rezepte sind speziell auf die Zubereitung mit Maca in Form von Pulver zugeschnitten. Grundsätzlich wird dabei Maca in Pulverform als eine Mixtur aus den drei verschiedenen Maca-Arten (Farben) verwendet.

Wichtig ist, dass sich genau an die jeweilige Rezeptur gehalten wird, da ansonsten das Gericht nicht gelingt und in der Regel auch der Eigengeschmack von Maca das Gericht bestimmt.

Bei falscher Anwendung der angegebenen Reihenfolge oder Veränderung der Mengen kommt es oftmals zu Veränderungen der Konsistenz. Dies betrifft vor allem den Zeitpunkt der Zugabe von Maca, weil es sich sonst nicht richtig vermischen lässt.

Eine digitale Küchenwaage bildet daher, vor allem zum Abmessen der Maca-Menge, eine elementare Grundlage für die erfolgreiche Zubereitung der Speisen.

Ein feines (Tee-)Sieb hilft dabei das Maca-Pulver gleichmäßig in die Gerichte einzubringen und Klumpenbildung zu verhindern.

9. Frühstück

Rührei mit Salami

Zutaten (2 Portionen):

50g Paprikasalami

1 Zwiebel

Butterschmalz oder Butter

4 Eier

2 Esslöffel Milch

1 Prise Salz und Pfeffer

10 g Maca-Pulver

Rührei mit Salami

Zubereitung:

- Salami und Zwiebeln in Würfel schneiden und in der Butter anbraten

- Eier, Milch und Maca-Pulver mit Rührgerät verrühren und mit Salz und Pfeffer würzen

- Salami und Zwiebeln zugeben und unter rühren braten

Real American Pancakes

Zutaten (2 Portionen):

- 150 g Mehl
- 100 ml Milch
- 200 ml Naturjoghurt
- 2 Esslöffel Zucker
- 1 Packung Backpulver
- 10 g Maca-Pulver
- 3 Eier
- 1 Prise Salz
- Olivenöl

Real American Pancakes

Zubereitung:

- Die Eier mit Rührgerät verquirlen
- Milch und Naturjoghurt vermischen
- Milch-/Joghurtmischung, Mehl, Backpulver, Salz und Zucker nach und nach zu den Eiern geben und mit Rührgerät verrühren
- Maca-Pulver mit Rührgerät unterrühren
- Die Pfanne auf mittlerer Stufe erhitzen, jeweils etwa einen Teelöffel Olivenöl hinein geben und nacheinander den Teig zu Pancakes verbacken

Knuspermüsli

Zutaten (10 Portionen):

500 g Haferflocken

200 g Mischung aus Kürbiskerne, gehobelte Haselnusskerne, Leinsamen und Sonnenblumenkerne

15 g Maca-Pulver

8 Esslöffel Sonnenblumenöl

180 ml Ahornsirup oder Honig

Knuspermüsli

Zubereitung:

- Flocken, Körner und Maca-Pulver in einer Schale mischen

- Öl und Sirup (oder Honig) in eine Pfanne geben und erhitzen

- Flocken- und Körner-Mix einrühren

- Masse auf einem Blech mit Backpapier verteilen, in den Backofen schieben und auf 150 Grad erhitzen. 30 bis 40 Minuten backen. Danach auskühlen lassen und in ein verschließbares Glas füllen

- Mit Milch knuspern

Schokobrötchen

Zutaten (8 Portionen):

300 g Mehl

250 g Magerquark

4 Esslöffel Milch

4 Esslöffel Sonnenblumenöl

1 Packung Backpulver

125 g Zucker

100 g Schokostreusel

15 g Maca

2 Eier

Schokobrötchen

Zubereitung:

- Mehl, Quark, Milch, Öl, Backpulver, Zucker und Maca-Pulver in einer Schüssel mit dem Rührgerät zu Teig kneten

- Schokostreusel unter den Teig heben

- Aus dem Teig 8 Kugeln mit den Händen formen und auf ein mit Backpapier ausgelegtes Blech verteilen

- Ei verquirlen und Kugeln bestreichen

- Bei 175 Grad 15 bis 20 Minuten goldgelb backen

Nuss-Nougat-Crème

Zutaten:

150 g Butter

100 g Püree von Haselnüssen
 (Haselnussmus)

100 g Honig

25 g Maca Pulver

2 Esslöffel Kakaopulver

Nuss-Nougat-Crème

Zubereitung:

- Butter bei Zimmertemperatur mit dem Rührgerät schaumig schlagen
- Maca-Pulver mit Rührgeräte einrühren
- Haselnusspüree mit Honig unterrühren
- Kakaopulver gleichmäßig beigeben und nochmals mit Rührgeräte gründlich durchrühren

Cashew-Walnuss-Brot

Zutaten:

75 g Cashewkerne

75 g Walnüsse

20 g Hefe, frische

250 g Dinkelmehl (Vollkorn)

250 g Weizenmehl

25 g Maca-Pulver

1 Teelöffel Salz

Cashew-Walnuss-Brot

Zubereitung:

- Cashewkerne/Walnüsse grob hacken
- Hefe in 350 ml Wasser auflösen
- Mehlsorten mit Maca-Pulver mischen, salzen, aufgelöste Hefe dazu gießen und mit den Knethaken des Rührgeräts zu einem glatten Teig verkneten
- Gehackte Nüsse unterkneten und dann den Teig zugedeckt an einem warmen Ort ca. 1 Stunde gehen lassen
- Mit bemehlten Händen Laib formen und auf ein mit Backpapier ausgelegtes Backblech legen und weitere 45 Minuten gehen lassen
- Im vorgeheizten Backofen bei 225 Grad ca. 20-30 Minuten backen

French-Toast

Zutaten (2 Portionen):

- 2 Eier
- 125 ml Milch
- 1 Packung Vanillezucker
- ⅛ Teelöffel Zimt
- 6 g Maca-Pulver
- 4 Scheiben Toastbrot (hell)
- 1 Esslöffel Butter

French-Toast

Zubereitung:

- Eier, Milch, Vanillezucker, Maca-Pulver und Zimt in einer Schüssel mit dem Rührgerät miteinander verrühren

- Toast mit beiden Seiten eintauchen

- Butter in einer Pfanne schmelzen lassen und Toast bei mittlerer Hitze ca. 2-3 Min. von beiden Seiten goldbraun anbraten

Echte Schokoladenbrotcrème

Zutaten:

2 Dosen gezuckerte Kondensmilch

1 Tafel Nougat-Schokolade

4 Esslöffel Kakaopulver

250 g Butter

25 g Maca-Pulver

Echte Schokoladenbrotcrème

Zubereitung:

- Butter auf dem Herd in einem Topf auflösen
- Maca-Pulver gleichmäßig einrühren
- Schokolade in Stück brechen, der Butter-Maca-Mischung zugeben und verrühren
- Zwei Dosen gezuckerte Kondensmilch dazu geben und durchrühren bis eine homogene Masse entsteht
- 4 Esslöffel Kakao darunter heben
- Handwarm erkalten lassen und in Gläser abfüllen
- Brot dünn mit Schokoladencrème bestreichen und genießen

10. Vorspeisen

Ingwer - Karotten - Honig Suppe

Zutaten (4 Portionen):

500 g Karotten

1 Stange Staudensellerie

2 frische Ingwerwurzeln

1 Zwiebel

1 Knoblauchzehe

20 g Maca-Pulver

¾ Liter Gemüsebrühe

1 Zitronenschale gerieben

1 Esslöffel Honig

2 Esslöffel Crème fraîche

50 g Butter und 1 Esslöffel Olivenöl

Salz, Pfeffer und Zucker

Ingwer-Karotten-Honig Suppe

Zubereitung:

- Zwiebeln klein hacken
- Ingwer und Karotten schälen und in feine Scheiben schneiden
- Das Öl und die Butter erhitzen und Zwiebel und Knoblauch anbraten
- Ingwer, Staudensellerie und die Möhrenscheiben dazu geben und mit einem Stück Butter dünsten
- Mit Gemüsebrühe ablöschen, etwas Salz hinzufügen und bei geschossenem Deckel ca. 15 Minuten köcheln lassen
- Gekochte Gemüse mit Honig, Créme fraîche, einem Stich Butter, geriebener Zitronenschale und Maca-Pulver pürieren
- Mit Salz, Pfeffer, Zitronensaft und Zucker abschmecken

Linsenfrikadellen

Zutaten (4 Portionen):

125 g gelbe Linsen

1 rote Zwiebel

1 kleines Stück frische Ingwerwurzel

6 g Maca-Pulver

½ rote Pfefferschote

1 Prise getrocknete Korianderblätter

1 Prise Fenchelsamen

Salz

Sonnenblumenöl

Linsenfrikadellen

Zubereitung:

- Linsen über Nacht einweichen
- Zwiebel schälen und fein hacken
- Ingwer und entkernte Pfefferschote fein hacken
- Linsen abgießen, Maca-Pulver zugeben und fein pürieren
- Zwiebeln, Ingwer, Pfefferschoten und Gewürze zugeben und gut mischen
- Mit Salz abschmecken
- Kleine Frikadellen formen
- Frikadellen in Öl ausbraten

Gebackene Zucchinischeiben

Zutaten (4 Portionen):

800 g Zucchini
1 Esslöffel Petersilie, gehackt
2 Eier
200 g Mehl
125 ml Milch
125 ml Bier
12 g Maca-Pulver
1 gestrichener Teelöffel Salz
Weißer Pfeffer
Sonnenblumenöl oder Frittierfett

Gebackene Zucchinischeiben

Zubereitung:

- Die Zucchini waschen und in ca. 1 - 1 ½ cm dicke Scheiben schneiden
- Zucchini mit Salz bestreuen
- Aus Eiern, Mehl, Milch, Bier, Salz, Maca-Pulver und Pfeffer einen Frittierteig mit dem Rührgeräte anrühren und 1 Stunde ruhen lassen
- Sonnenblumenöl oder Frittierfett erhitzen
- Die Zucchini-Scheiben abtrocknen und mit einer Prise Pfeffer bestreuen
- Zucchinischeiben im Frittierteig wenden und im Öl ausbacken
- Danach auf fettsaugendes Papier legen

Panierter Feta

Zutaten (4 Portionen):

300 g Feta-Käse

3 Esslöffel Mehl

2 Teelöffel Paprikapulver

2 Eier

80 g Paniermehl

50 g Parmesan, gerieben

12 g Maca-Pulver

Olivenöl

Panierter Feta

Zubereitung:

- Den Feta in 24 kleine Scheiben schneiden, d.h. einen 200 g Feta-Block in 8 Stücke schneiden und diese waagrecht halbieren
- Mehl mit Paprikapulver, Maca-Pulver und Pfeffer in einer kleinen Schüssel mischen
- Die Eier in einer separaten Schüssel verquirlen
- Das Paniermehl mit dem Parmesan in einer dritten Schüssel mischen
- Die Fetascheiben in der Mehlmischung wälzen, dann in den verquirlten Eiern und zum Abschluss mit der Paniermehl-Parmesan-Mischung panieren
- Mindestens eine Stunde kühl stellen
- Im Öl goldbraun anbraten

Haferflockenbratlinge

Zutaten (4 Portionen):

250 g Haferflocken

250 ml Gemüsebrühe

12 g Maca-Pulver

1 Ei

1 Zwiebel

½ Knoblauchzehe

1 Prise Majoran

1 Prise Salz

1 Prise Muskat

1 Prise Chiliflocken

1 Prise Pfeffer

Sonnenblumenöl

Haferflockenbratlinge

Zubereitung:

- Majoran, Salz, Muskat, Chili und Pfeffer über die Haferflocken streuen
- Haferflocken mit heißer Gemüsebrühe übergießen und ½ Stunde quellen lassen
- Zwiebeln und Knoblauch ganz fein würfeln, mit Ei und Maca-Pulver vermischen und dann zur Haferflockenmasse geben und durchkneten bis eine leicht formbare Masse entstanden ist
- Bratlinge formen und in einer beschichteten Pfanne mit Öl goldbraun anbraten

Maronensuppe

Zutaten (5 Portionen):

400 g geschälte Maronen

1 Stange Lauch

1 Möhre

¼ Knolle Sellerie

1 Esslöffel Butter

15 g Maca-Pulver

1 Esslöffel instant Gemüsebrühe

700 ml Wasser

150 ml trockener Weißwein

1 Becher Schlagsahne

½ Teelöffel Zimtpulver

1 Prise Muskat, Salz und Pfeffer

Maronensuppe

Zubereitung:

- Sellerie und Lauch waschen, putzen und in kleine Würfel schneiden
- Sellerie und Lauch in einem großen Topf in Butter kurz anbraten
- Geschälte Maronen, Wein, Gemüsebrühe, Muskat und Zimt hinzugeben und zugedeckt etwa 15 Minuten köcheln lassen
- Maca-Pulver hinzugeben und die Suppe pürieren
- Die Sahne hinzugeben und mit Salz und Pfeffer abschmecken

Herzhafte Tiroler Kartoffelsuppe

Zutaten (4 Portionen):

750 g mehlig kochende Kartoffel

12 g Maca-Pulver

2 Möhren

2 Zwiebeln

3 Esslöffel Sonnenblumenöl

375 ml Gemüsebrühe

200 ml Schlagsahne

2 Scheiben Toast

Salz und Pfeffer

Herzhafte Tiroler Kartoffelsuppe

Zubereitung:

- Die Kartoffeln, die Möhren und die Zwiebeln schälen und in Würfel schneiden
- Das Gemüse mit einem Esslöffel Öl in eine Topf anschwitzen, danach die Brühe dazu geben und etwa 20 Minuten kochen
- Das Gemüse mit einem Kartoffelstampfer zerkleinern, 100 ml Sahne zugießen und mit dem Maca-Pulver aufkochen. Danach alles mit Pfeffer und Salz würzen
- Das Toastbrot in Würfel schneiden und mit 2 Esslöffel Öl in einer Pfanne goldbraun braten. Toastbrotwürfel anschließend mit Pfeffer und Salz würzen
- Die restliche 100 ml Sahne aufschlagen. Die Suppe auf Teller verteilen, die geschlagene Sahne dazu geben und mit den Toastbrotwürfeln bestreuen

Tomaten-Relish mit Oliven

Zutaten (4 Portionen):

100 g rote Zwiebeln
350 g Tomaten
20 g brauner Zucker
10 g Maca-Pulver
80 ml weißer Balsamico
80 g schwarze Oliven
50 g Zuckererbsenschoten
Pfeffer, Meersalz, Paprikapulver

Tomaten-Relish mit Oliven

Zubereitung:

- Zwiebeln und Tomaten in ½ cm große Würfel schneiden
- Die Zuckererbsenschoten der Länge nach in feine Streifen schneiden
- Oliven längs halbieren und ggf. den Stein entfernen
- Einen Topf mit Olivenöl erhitzen und die Zwiebeln mit den Zuckererbsenschoten kurz und kräftig anschwitzen
- Tomatenwürfel und Maca-Pulver dazu geben
- Mit Balsamico ablöschen und gut durchrühren
- Die Oliven dazu geben und mit Zucker, Pfeffer, Meersalz und etwas Paprikapulver abschmecken

11. Hauptspeisen

Samtgulasch vom Rind

Zutaten (4 Portionen):

500 g Rindergulasch

400 g rote Zwiebeln

1 kleine Dose geschälte Tomaten

1 Glas Rinderfond

50 g Butterschmalz

25 g Blockschokolade zartbitter

20 g Maca-Pulver

1 Esslöffel Tomatenmark,

1 Lorbeerblatt

Salz und Pfeffer

Samtgulasch vom Rind

Zubereitung:

- Rindergulasch in Butterschmalz gut anbraten und in einem Sieb abtropfen lassen
- Zwiebeln schälen, würfeln und anschließend im restlichen Butterschmalz mit Paprikapulver goldgelb anbraten
- Tomatenmark einrühren und mit Maca-Pulver anschwitzen
- Rinderfond zugeben und Dose mit Tomaten abtropfen lassen, in Würfel schneiden und zugeben
- Kräftig mit Salz und Pfeffer abschmecken und Fleisch mit einem Lorbeerblatt eine Stunde schmoren lassen
- Fleisch herausnehmen und Sauce mit geschmolzener Blockschokolade pürieren
- Fleisch wieder zugeben

Italienische Pizza-Suppe

Zutaten (6 Portionen):

1 Zwiebel
2 Knoblauchzehen
500 g Hackfleisch vom Rind
2 Esslöffel Olivenöl
1 große Dose geschälte Tomaten
1 große Dose Champignons
400 g Schmelzkäse
5 Scheiben gekochter Schinken
200 g Créme fraîche
200 g Sahne
20 g Maca-Pulver
5 Esslöffel Oregano
1 Esslöffel Tabasco
Salz und Pfeffer

Italienische Pizza-Suppe

Zubereitung:

- Zwiebel und Knoblauchzehen würfeln
- Hackfleisch in Olivenöl anbraten und anschließend Zwiebel und Knoblauchzehen zugeben
- Hackfleisch mit Salz und Pfeffer würzen
- Tomaten mit Maca-Pulver in einem großen Topf pürieren
- Pilze inklusive Eigensaft mit Hackfleisch in den Topf zugeben und aufkochen lassen
- Schmelzkäse in der Suppe auflösen
- Schinken würfeln und mit Créme fraîche und Sahne unterrühren
- Pizza-Suppe mit Oregano und Tabasco würzen und bei schwacher Hitze eine halbe Stunde bei gelegentlichem Umrühren köcheln lassen

Schweizer Ramequin mit Schinken

Zutaten (4 Portionen):

8 Scheiben Toastbrot

8 Esslöffel Weißwein

8 Scheiben Emmentaler Käse

8 Scheiben gekochter Schinken

1 Teelöffel Paprika edelsüß

12 g Maca-Pulver

3 Eigelb

3 Eiweiß

250 ml Milch

250 ml Sahne

½ Bund Schnittlauch

Salz, Muskat, Pfeffer

Schweizer Ramequin mit Schinken

Zubereitung:

- Toastbrot goldgelb toasten
- Toastbrot mit Wein beträufeln
- Je eine Scheibe Käse und Schinken auf eine Toastscheibe legen
- Mit Paprika bestreuen
- Die Toastbrote dachziegelartig in eine gefettete feuerfeste Form einschichten
- Eigelb, Milch, Sahne, geschnittener Schnittlauch und Gewürze mit Maca-Pulver zu einer glatten Masse mit dem Rührgerät verquirlen
- Eiweiß zu Schnee schlagen und unter die Masse heben
- Brote mit Masse übergießen und ca. 30 Minuten im vorgeheizten Backofen bei 200 Grad backen
- In der Form servieren

Spaghetti Bolognese

Zutaten (4 Portionen):

1 Zwiebel
1 Knoblauchzehe
1 Möhre
500 g Hackfleisch vom Rind
200 ml instant Gemüsebrühe
20 g Maca-Pulver
1 kleine Dose Tomatenmark
1 Teelöffel Oregano
400 g Tomaten gestückelt, mit Kräutern
2 Esslöffel Tomatenketchup
500 g Spaghetti

Spaghetti Bolognese

Zubereitung:

- Zwiebel, Knoblauch und Möhre schälen und in feine Würfel schneiden
- Hackfleisch in die Pfanne geben, langsam erhitzen und im eigenen Fett unter Rühren anbraten
- Salzen und pfeffern
- Zwiebeln, Knoblauch und Möhren dazugeben und kurz mit braten
- Mit der Brühe ablöschen
- Tomatenmark, Oregano, gestückelte Tomaten, Tomatenketchup und Maca-Pulver unterrühren
- 40 Minuten einkochen lassen
- Spaghetti in Salzwasser kochen, abgießen, abschrecken und mit der Sauce servieren

Pfannenkuchen mit Spinat und Pute

Zutaten (4 Portionen):

90 g   Vollkornmehl
55 g   Weizenmehl
1 Esslöffel Olivenöl
2 Eier
150 ml Milch
150 ml Mineralwasser
350 g Putenbrust
6 g Maca-Pulver
1 Zwiebel
4 Tomaten
300 g Spinat
100 g Frischkäse
Salz, Pfeffer, Muskat

Pfannenkuchen mit Spinat und Pute

Zubereitung:

- Tomaten, Zwiebeln und Putenfleisch fein würfeln
- Mehl, ein Esslöffel Olivenöl, Eier, Salz, Milch, Maca-Pulver und Mineralwasser mit Rührgerät verrühren und 30 Minuten quellen lassen
- Putenfleisch mit Zwiebeln anbraten
- Spinat und Tomaten zugeben und so lange kochen, bis die Flüssigkeit fast verdampft ist
- Mit Salz, Pfeffer und etwas Muskat würzen
- 4 Esslöffel Teig in einer Pfanne goldbraun backen
- Pfannkuchen mit Frischkäse bestreichen, Fleisch-Spinat-Füllung darauf verteilen und zusammenklappen

Barbecue-Pizza

Zutaten (4 Portionen):

400 g Mehl

250 ml lauwarmes Wasser

½ Packung frische Hefe

1 Esslöffel Olivenöl

500 g Hackfleisch vom Rind

20 g Maca-Pulver

1 Packung Baconspeck

2 Packungen Mozzarella

1 Zwiebel

Barbecue-Sauce

Salz

Barbecue-Pizza

Zubereitung:

- Aus Mehl, Hefe, Salz, Maca-Pulver und Öl einen Hefeteig herstellen und abgedeckt eine halbe Stunde gehen lassen
- Parallel das Hackfleisch anbraten und mit Salz und Pfeffer würzen
- Die Zwiebel schälen und in hauchdünne Scheiben schneiden
- Mozzarella in Scheiben schneiden
- Den Teig auf ein mit Backpapier ausgelegtes Blech geben, ausrollen und mit Barbecue-Sauce bestreichen
- Hackfleisch, Zwiebel, Baconstreifen und Mozzarella auf dem Teig verteilen
- Im vorgeheizten Backofen bei 200°C 30 Minuten backen

Chili con carne

Zutaten (4 Portionen):

500 g Hackfleisch vom Rind

1 Dose Tomaten

1 Dose Kidneybohnen

20 g Maca-Pulver

1 große Zwiebel

1 kleine Zwiebel

1 Esslöffel Chilipulver

2 Esslöffel geriebener Käse

Olivenöl

Salz und Pfeffer

Chili con carne

Zubereitung:

- Große Zwiebel in Würfel hacken
- Hackfleisch mit gehackter Zwiebel in etwas Öl anbraten
- Tomaten zerkleinern und mit der Flüssigkeit aus der Dose und dem Maca-Pulver zugeben
- Gut durchkochen und Kidneybohnen mit der Flüssigkeit dazu geben
- Mit Chilipulver, Salz und Pfeffer abschmecken
- Kleine Zwiebel kleinhacken und mit geriebenem Käse darüber streuen

American Currywurst

Zutaten (4 Portionen):

4 weiße Bratwürste

500 ml Cola

6 Esslöffel Apfelmus

20 g Maca-Pulver

2 Esslöffel scharfes Currypulver

1 Teelöffel Tabasco

2 Esslöffel Worcestersauce

2 Teelöffel Limettensaft

400 ml Tomatenketchup

1 Prise Salz

American Currywurst

Zubereitung:

- Cola in einen Topf geben und auf 100-150 ml einkochen lassen

- Tomatenketchup mit Maca-Pulver in den Topf geben und aufkochen

- Restlichen Zutaten hinzufügen, mit Salz abschmecken und noch einmal leicht aufkochen lassen

- Parallel Bratwürste in einer Pfanne anbraten und anschließend in Scheiben schneiden

- Wurstscheiben mit Sauce übergießen und servieren

12. Nachspeisen

Soufflé

Zutaten (4 Portionen):

125 ml Milch

20 g Butter

30 g Mehl

5 g Maca-Pulver

2 Eigelb Größe L

2 Eiweiß Größe L

50 g Zucker

½ Zitrone

½ Prise Salz

Soufflé

Zubereitung:

- Milch, Butter und Salz aufkochen
- Mehl mit Maca-Pulver und mit Hilfe eines Siebes in heiße Milch mit Schneebesen einrühren
- Masse kurz abkühlen lassen
- Eigelb unter die Masse rühren
- Saft aus der ½ Zitrone in die Masse rühren
- Eiweiß mit Zucker steif schlagen und unter die Masse heben
- Soufflé-Förmchen ausfetten und mit Zucker bestreuen
- Förmchen zu ¾ mit Masse befüllen
- Im vorgeheizten Backofen bei 190 Grad ca. 15 Minuten backen

Tiramisu

Zutaten (4 Portionen):

300 ml kalter Espresso

10 Esslöffel Marsala

400 g Löffelbiskuits

6 frische Eigelb

6 frische Eiweiß

100 g Zucker

500g Mascarpone

15 g Maca-Pulver

8 Esslöffel Kakao

Tiramisu

Zubereitung:

- Löffelbiskuits der Länge nach halb in Espresso-Marsala-Mischung tauchen und mit der trockenen Seite nach oben in eine Form legen
- Eigelb, Zucker und Maca-Pulver mit Rührgerät schaumig schlagen und anschließend Mascarpone unterrühren
- Eiweiß steif schlagen und unter die Mascarponecrème heben
- Die Hälfte der Mascarponecrème auf Löffelbiskuits geben
- 4 Esslöffel Kakao in Form streuen
- Eine weitere Schicht getränkte Löffelbiskuits mit Mascarpone in die Form legen und mit Kakao bestreuen
- Mindesten 3 Stunden kühlen

Cappuccino Crème-Dessert

Zutaten (4 Portionen):

- 250 g Mascarpone
- 75 g Joghurt
- ½ Esslöffel Zucker
- 8 g Vanillezucker
- 10 g Cappuccinopulver
- 80 g Sahne
- 10 g Kakao
- 15 g Maca-Pulver
- 12 Mocca-Bohnen

Cappuccino Crème-Dessert

Zubereitung:

- Mascarpone mit Joghurt und Macapulver verrühren, bis eine glatte Masse entsteht
- Zucker, Vanillezucker und Cappuccinopulver gut unter die Mascarponecrème rühren
- Sahne steif schlagen und unter die Mascarponecrème ziehen
- Cappuccinocrème in Dessertschalen füllen und mindestens 1 Stunde kühlen
- Kurz vor dem Servieren mit Kakaopulver und Mokka-Bohnen verzieren

Rotweinkuchen

Zutaten (8 Portionen):

250 g Butter

250 g Zucker

300 g Mehl

5 Eier

4 Teelöffel Backpulver

⅛ Liter Rotwein

2 Teelöffel Zimt

2 Teelöffel Kakao

25 g Maca-Pulver

150 g Schokostreusel

Rotweinkuchen

Zubereitung:

- Maca-Pulver mit Mehl mischen
- Alle Zutaten, außer den Schokostreuseln, mit einem Rührgeräte zu einem glatten Teig verarbeiten
- Schokostreusel unter den Teig heben
- In eine ausgefettete Kasten- oder Rodonkuchenform füllen
- Bei 175 Grad im vorgeheizten Backofen 45-50 Minuten backen

American Cookies

Zutaten (20 Portionen):

300 g Mehl

2 Teelöffel Backpulver

150 g Zucker

150 g weiche Butter

30 g Maca-Pulver

2 Eier

1 Packung Vanillezucker

50 g Zartbitterschokolade

50 g weiße Schokolade

50 ml Milch

American Cookies

Zubereitung:

- Das Mehl mit Backpulver und Maca-Pulver in einer Rührschüssel mischen
- Übrige Zutaten - außer die Schokolade und die Milch - hinzufügen und vermengen
- Einen Schuss Milch dazugeben und alles mit dem Rührgerät zu einem glatten Teig verarbeiten
- Die Schokolade grob hacken und unterrühren
- Mit 2 Teelöffeln walnussgroße Häufchen mit Abstand von 4 cm auf das Backblech setzen
- Im vorgeheizten Backofen bei 200 Grad 10 Minuten backen

Butterkeks-Schoko-Pudding

Zutaten (4 Portionen):

1 Packung instant Schoko-Puddingpulver

500 ml Milch

10 g Maca-Pulver

Butterkekse

Butterkeks-Schoko-Pudding

Zubereitung:

- Puddingpulver mit Maca-Pulver mischen
- Pudding nach Packungsangabe zubereiten
- Eine (Auflauf-) Form mit Butterkeksen auslegen und eine Schicht Pudding auf die Kekse geben
- Abwechselnd Kekse und Pudding schichten, bis der Pudding aufgebraucht ist
- Die letzte Schicht ist aus Pudding
- Die Form mindesten 2 Stunden kühlen

Vanilleeis mit Bananen-Schoko-Krümeln

Zutaten (4 Portionen):

200 ml Weizenmehl

150 ml Haferflocken

75 ml Zucker

100 ml flüssige Butter

100 g dunkle Schokolade

12 g Maca-Pulver

4 Bananen

2 Esslöffel Puderzucker

2 Esslöffel Zitronensaft

Vanilleeis

Vanilleeis mit Bananen-Schoko-Krümeln

Zubereitung:

- Weizenmehl, Maca-Pulver, Haferflocken, Zucker und geschmolzene Butter zu einem Teig vermengen und die Hälfte davon in eine ca. 20 cm große Auflaufform krümeln
- Die Bananen schälen und auf den Teig legen
- Zitronensaft mit Puderzucker vermengt und den Teig bestreichen
- Schokolade raspeln, auf die Bananen geben und den restlichen Teig als Streusel darauf verteilen.
- Bei 200 Grad im vorgeheizten Backofen ca. 25 Minuten backen
- Mit Vanilleeis servieren

Apfelküchlein an Calvados-Zimt-Soße

Zutaten (4 Portionen):

2 Äpfel

125 g Weizenmehl

10 g Maca-Pulver

2 Eier

2 Esslöffel Zucker

250 ml Milch

2 Esslöffel zerlassene Butter

4 Esslöffel Butterschmalz

300 g Crème fraîche

1 Teelöffel Zimtpulver

2 Esslöffel Calvados

Apfelküchlein an Calvados-Zimt-Soße

Zubereitung:

- Äpfel schälen und in Scheiben schneiden
- Mehl, Eiern, Zucker, Maca-Pulver und Milch mit dem Rührgerät zu einem Teig verrühren
- Zerlassene Butter unterrühren
- Teig zugedeckt etwa 20 Min. quellen lassen
- Je ¼ der Apfelscheiben in Butterschmalz weich dünsten und dann eine dünne Teiglage darauf geben
- Apfelküchlein von beiden Seiten goldgelb backen
- Für die Zimtsauce Crème fraîche mit Zimt, Calvados und Zucker cremig rühren

13. Zwischenmahlzeiten und Snacks

Thunfisch-Dip Serenade

Zutaten (4 Portionen):

- 200 g Thunfisch in Eigensaft
- 200 g Frisch-/Hüttenkäse
- 5 g Maca-Pulver
- 2 Esslöffel Quark
- 2 Esslöffel Joghurt
- 1 Teelöffel Honig
- 1-3 Esslöffel Kräuteressig
- Salz und Pfeffer

Thunfisch-Dip Serenade

Zubereitung:

- Zutaten, außer Kräuteressig, in eine Rührschüssel geben und vermengen
- Kräftig mit Salz und Pfeffer würzen
- Mit Kräuteressig nach Bedarf abschmecken

Obatzda

Zutaten (4 Portionen):

- 250 g Camembert
- 100 g Doppelrahmfrischkäse
- 10 g Maca-Pulver
- 1 große rote Zwiebel
- 2 Esslöffel Ajvar
- 3 Esslöffel helles Bier
- 2 Esslöffel ganzer Kümmel
- 1 Esslöffel Butter
- 1 Esslöffel gehackte Petersilie
- Salz und Pfeffer

Obatzda

Zubereitung:

- Camembert in kleine Würfel schneiden

- Camembert in einer Schüssel mit Frischkäse, Maca-Pulver und Ajvar vermischen und mit einer Gabel zerdrücken

- 1 Esslöffel Bier, Petersilie und Kümmel hinzugeben und mit der Masse vermischen

- Die Butter schmelzen und nach und nach abwechselnd mit dem restlichen Bier zu einer glatten homogenen Masse verarbeiten

- Mit Salz und Pfeffer abschmecken

Käsetaler

Zutaten (4 Portionen):

200 g Mehl

150 g Butter

2 Esslöffel Crème fraîche

200 g geriebener Emmentaler

10 g Maca-Pulver

1 Prise Salz

1 Prise Paprikapulver edelsüß

1 Eigelb

1 Esslöffel Sahne

Mohn, Sesam, Kümmel, Sonnenblumenkerne etc.

Käsetaler

Zubereitung:

- Mehl mit Maca-Pulver mischen
- Mehl-Maca-Mischung, Butter, Crème fraîche und geriebenem Käse zu einem Mürbeteig kneten und kühl stellen
- Teig dünn ausrollen
- Eigelb mit Sahne mischen
- Mit einer runden Form Taler ausstechen und mit Eigelb-Sahne bestreichen
- Taler nach Belieben bestreuen
- Backpapier auf ein Blech legen und die Taler bei 180 Grad 10 Minuten im vorgeheizten Backofen goldgelb backen

Speck Muffin

Zutaten (10 Portionen):

- 2 Zwiebeln
- 150 g gewürfelter Speck
- 50 g Butter
- 2 Eier
- 250 ml Buttermilch
- 250 g Mehl
- 20 g Maca-Pulver
- 3 Teelöffel Backpulver
- 1 Teelöffel Zucker
- 1 Teelöffel Salz

Speck Muffin

Zubereitung:

- Zwiebeln fein hacken
- Speckwürfel ohne Fettzugabe in einer beschichteten Pfanne braun rösten
- Butter und Zwiebeln beifügen und kurz dünsten
- Eier und Buttermilch beifügen und gut verrühren
- Mehl, Maca-Pulver, Backpulver, Zucker und Salz in einer Schüssel mischen, anschließend in die Pfanne geben und gut vermischen
- Muffin-Backförmchen zu ¾ mit Masse füllen
- In vorgeheiztem Backofen bei 180 Grad 25 Minuten backen

Schinken-Käse-Hörnchen

Zutaten (6 Portionen):

250 g Mehl

250 g Butter

250 g Magerquark

20 g   Maca-Pulver

250 g gekochter Schinken

150 g geriebener Emmentaler

1 Ei

3 Esslöffel Milch

Schinken-Käse-Hörnchen

Zubereitung:

- Mehl, Maca-Pulver, Butter, Quark und Salz zu einem Teig kneten
- Teig in Frischhaltefolie einwickeln und 24 Stunden kühl stellen
- Schinken in Würfelchen schneiden und mit Käse vermischen
- Den Teig in vier Teile teilen
- Jedes Teil in der Größe eines Tellers auswellen und in 8 Teile wie bei einem Kuchen schneiden
- Die Schinken-Käse-Mischung jeweils auf den breiten Teil geben und aufrollen
- Die Röllchen auf ein Backblech mit Backpapier legen, Ei mit Milch mischen und damit bestreichen
- Im vorgeheizten Backofen bei 180 Grad 20-30 Minuten backen

Pizza-Schnecken

Zutaten (25 Portionen):

250 g Mehl

25 g Maca-Pulver

½ Packung frische Hefe

125 ml lauwarme Milch

3 Esslöffel Ajvar/Tomatenketchup

100 g gekochte Schinken

1 große Zwiebel

4 Esslöffel Olivenöl

100 g geriebener Emmentaler

1 Teelöffel Salz

Oregano, Pfeffer

Pizza-Schnecken

Zubereitung:

- Mehl, Maca-Pulver, Hefe, Salz, Öl und Milch zu einem Teig kneten und eine Stunde gehen lassen
- Gewürfelte Zwiebeln und Schinken im 3 Esslöffel Olivenöl anbraten
- Teig dünn ausrollen, mit Ajvar/Tomatenketchup bestreichen und anschließend mit Oregano und Pfeffer würzen
- Die Schinken-Zwiebel-Masse darauf verteilen und mit Käse bestreuen
- Teig der Länge nach einrollen und in 1 cm dicke Scheiben schneiden.
- Schnecken auf ein mit Backpapier ausgelegtes Blech geben
- Im vorgeheizten Backofen bei 200 Grad 15-20 Minuten backen

Ölsaaten-Knäckebrot

Zutaten (20 Portionen):

120 g Dinkelmehl

20 g   Maca-Pulver

120 g Haferflocken

100 g Sonnenblumenkerne

50 g   Sesam

50 g   Leinsamen

2 Esslöffel Olivenöl

500 ml Wasser

½ Teelöffel Salz

Ölsaaten-Knäckebrot

Zubereitung:

- Dinkelmehl mit Maca-Pulver in eine Schüssel geben und mischen

- Restliche Zutaten in die Schüssel geben und miteinander zu einem Teig vermischen

- Teig auf zwei mit Backpapier belegten Backblechen dünn ausstreichen

- Im vorgeheizten Backofen bei 170 Grad ca. 15 Minuten backen

- Backblech herausnehmen und Teig in Scheiben schneiden

- Weitere 45 Minuten im Backofen fertig backen

Tomaten-Pinien-Pesto

Zutaten (4 Portionen):

5 Esslöffel Pinienkerne

10 g Maca-Pulver

1 frische rote Chilischote

2 Knoblauchzehen

50 g Sesam

50 g Leinsamen

2 Esslöffel Olivenöl

500 ml Wasser

½ Teelöffel Salz

Tomaten-Pinien-Pesto

Zubereitung:

- Pinienkerne in einer heißen Pfanne ohne Fett rösten und abkühlen lassen
- Chilischote entkernen und in grobe Stücke schneiden
- Knoblauch mit Chili im Mixer zerkleinern
- Tomaten, Pinienkerne, Maca-Pulver und Balsamico in den Mixer hinzugeben und zerkleinern
- Mit Salz und Pfeffer abschmecken

14. Die Zukunft

Jeder ist seines Glückes Schmied, heißt es so schön.

Und so liegt es jetzt ausschließlich an Ihnen, ob Sie den Weg zu einem erfüllteren Intimleben, weniger Stress und mehr Leistungsfähigkeit mit dem Gold der Anden gehen wollen.

Was passiert, wenn funktioniert?

1. Der Offizier ist wieder bereit seinen Dienst zu erweisen - Der Gentleman zufrieden und mit Stolz erfüllt.

2. Die Leistungsfähigkeit steigt und der Alltag wird leichter.

3. Das Stressniveau sinkt und das Leben wird entspannter.

Und dann bringen die Rezepte noch neue kulinarische Genüsse die lohnenswert sind.

Selbst wenn Sie kein Maca-Pulver verwenden und einfach nur Spaß an den Rezepten haben ist das okay, weil Sie selbst entscheiden, wie Sie leben.

Es war stets mein Ziel etwas Spaß im Leben zu haben und anderen Menschen das Leben leichter zu machen.

Und Liebe geht ja bekanntlicherweise durch den Magen.

Ich wünsche Ihnen nunmehr viel Erfolg und guten Appetit und verbleibe mit den Worten:

„Ran an den Herd"

und viel Spaß bei der schönsten Sache der Welt.

Quellenverzeichnis zu Studieninstituten

- Victoria University, Ballarat Road, Footscray VIC 3011, Australien

- Swinburne University of Technology, John Street, Hawthorn VIC 3122, Australien

- Victoria University St. Albans, 9 McKechnie Street, St Albans VIC 3021, Australien

- Universidad Peruana Cayetano, Heredia, Lima, Peru

- Susuka University of Medical Science, 1001-1 Kishioka-cho, Susuka-shi, Mie 510-0293

- University of Mississippi, Mississippi 38677, USA

- National Germplasm Resources Laboratory, Beltsville, Maryland, USA

- Union Medical College, Beijing 100094, PRC

- University of Salerno, Italien

- University of Modena and Reggio nell'Emilia, Italien

Hinweis

Ich bin weder Arzt, Heilpraktiker, Apotheker noch Ernährungsberater. Aus diesem Grund gibt es auch keine Garantien zu diesem Werk.

Jeder Mensch ist anders und die Natur hat auch Ihre Geheimnisse und Bedingungen.

Maca ist auf Basis der bekannten wissenschaftlichen Studien ohne Nebenwirkungen und gilt deshalb als Nahrungsergänzungsmittel. Es unterstützt die natürlichen Körperfunktionen nachweisbar.

Für Kinder und kranke Menschen empfehle ich Maca ausdrücklich nicht. Kinder befinden sich im Wachstum und benötigen in der Regel keine Nahrungsergänzungen. Kranke Menschen nehmen oftmals Medikamente ein und Wechselwirkungen sind nicht ausgeschlossen.

Bei weiterem Informationsbedarf oder Unsicherheit empfehle ich das Studium wissenschaftlicher Quellen und den Rat Ihres Arztes zu individuellen persönlichen Sachverhalten.